Publicado por Adam Gilbin

@ Pedro Vallejos

Dieta Cetogénica: Una Guía Completa Y Fácil Para

La Dieta Recetas para bajar de peso

Todos los derechos reservados

ISBN 978-1-990666-66-7

TABLE OF CONTENTS

Sopa De Coliflor Con Panceta Desmenuzada:

Ingredientes:

- Mostaza Dijon 1 cucharada.

- Panceta en cubitos 7 oz.

- Mantequilla para freír 1 cucharada.

- Pecanas 3 oz.

- Paprika Powder 1 cucharadita.

- Caldo de pollo o caldo de verduras 4 tazas

- Queso Crema 7 oz.

- Mantequilla 4 oz.

- Sal y pimienta

Direcciones:

1. Cortar la coliflor en trozos pequeños.

2. Cuanto más pequeña sea la coliflor, más rápido estará lista la sopa.

3. Ponga un poco de coliflor y córtelos en trozos de ¼ de pulgada.

4. Saltear la panceta y la coliflor juntos y una vez que estén crujientes; Añadir las nueces y el polvo de pimentón. Mezclar bien y dejarlo a un lado.

5. Hervir las piezas de coliflor en el caldo hasta que se ablanden.

6. A continuación, añadir mantequilla, queso crema y mostaza Dijon.

7. Ahora, con la ayuda de una licuadora de inmersión, mezcle la sopa para obtener la textura o la consistencia que desee.

8. Cuanto más cremosa quieras que sea la sopa; más se debe mezclar. Sazone con sal y pimienta, según su gusto.

9. Vierta la sopa en los tazones y cúbrala con la mezcla de panceta frita.

Curry De Salmón Fácil

Ingredientes:

- 1/2 cebolla mediana, cortada en cubitos o finamente picada

- 2 tazas 7 oz o 200 g de ejotes, cortados en cubitos

- 1,5 cucharadas 10 g de curry en polvo

- 1 cucharadita 3 g de ajo en polvo

- Crema de la parte superior de 1 lata 14 oz de leche de coco

- 2 tazas 480 ml de caldo de huesos

- 1 libra 450 g de salmón crudo, cortado en cubitos descongelar primero si está congelado

4

- 2 cucharadas 30 ml de aceite de coco, para cocinar

- Sal y pimienta al gusto

- 2 cucharadas de albahaca 4 g, picada, para decorar

Direcciones:

1. Cocine la cebolla picada en el aceite de coco hasta que esté transparente.
2. Agregue las judías verdes y saltee durante unos minutos más.
3. Agregue el caldo o el agua y deje hervir.
4. Agregue el curry en polvo, el ajo en polvo y el salmón.
5. Agregue la crema de coco y cocine a fuego lento hasta que el salmón esté cocido 3 5 minutos.
6. Agrega sal y pimienta al gusto y sirve con la albahaca picada.

Tortilla De Espinacas, Cebolla Y Queso De Cabra

Ingredientes:

- 3 huevos grandes

- 2 cucharadas de crema espesa

- 30 g de queso de cabra

- 1 cebolla mediana mediana

- ¼ de cebolla mediana

- 2 cucharadas de mantequilla

- 2 tazas de espinacas

- Sal y pimienta

Direcciones:

1. Extender 2 cucharadas. Mantequilla en una sartén caliente con las manos.
2. Cortar 1/4 de cebolla mientras la mantequilla comienza a dorarse. Cortar en tiras largas.
3. Una vez que la mantequilla comience a dorarse, agregue la cebolla a la sartén y deje que la cebolla se caramelice.
4. Una vez que la cebolla esté transparente, agregue 1 puñado grande de espinacas 2 tazas a la sartén.
5. Deja que esto se cocine y se marchite. Sazone con sal y pimienta al gusto.
6. Retire la mezcla de espinacas y cebolla de la sartén y déjela a un lado.
7. En un recipiente pequeño para medir, rajar 3 huevos grandes.
8. Agregue 2 cucharadas. Crema espesa, sal y pimienta a los huevos. Mezclar esto bien juntos.

9. Caliente la sartén a fuego medio bajo ya debería estar caliente.

10. Agregue la mezcla de huevo a la sartén y deje que se cocine.

11. Una vez que los bordes comiencen a fraguar, agregue la cebolla y la mezcla de espinacas nuevamente en la mitad de la tortilla.

12. Queso de cabra sobre la espinaca y sazone con más sal y pimienta si lo desea.

13. ¡Doble la tortilla por la mitad una vez que la parte superior comience a asentarse y servir! Decore con cebollas si lo desea.

14. ¡Buen provecho!

Enrolado De Frango E Bacon

Ingredientes:

- 1 xícara de cream cheese

- ½ xícara de queijo cottage

- Sal e pimenta a gosto

- 12 fatias de bacon

- 2 libras peito de frango desossado e sem pele

- 2 xícaras de espinafre picado

- 1 xícara de cogumelos fatiados

Direcciones:

1. Pré aqueça o forno a 375 graus
2. Misture o espinafre, o cogumelo, o cream cheese e o queijo cottage em uma tigela.

3. Tempere a mistura com sal e pimenta.

4. Use um macete para achatar os pedaços de frango com 1/2 polegada de espessura.

5. Use uma faca afiada para cortar os bolsos em uma das pontas.

6. Coloque a mistura nos bolsos.

7. Enrole duas fatias de bacon em cada pedaço de frango.

8. Doure o frango embrulhado em uma frigideira 5 minutos de cada lado. Coloque os pedaços de frango em uma assadeira.

9. Asse o frango por 45 minutos. O bacon deve estar crocante e o frango pronto.

Ensalada De Verduras Y Queso De Cabra Frito

Ingredientes:

- 1 pimiento rojo mediano, semillas retiradas, cortadas en 8 trozos

- 1/2 taza de champiñones Portobello bebés, en rodajas

- 4 tazas de rúcula, divididas entre dos cuencos

- 1 cucharada de aceite de aguacate

- 2 cucharadas de semillas de amapola

- 2 cucharadas de semillas de sésamo

- 1 cucharadita de hojuelas de cebolla

- 1 cucharadita de hojuelas de ajo

- 4 onzas de queso de cabra, cortado en medallones gruesos de 41 x 2

Direcciones:

1. Mezcla las semillas de amapola con las semillas de sésamo, la cebolla y las hojuelas de ajo en un plato pequeño

2. Recubre cada pedazo de queso de cabra en ambos lados. Coloca el plato en el refrigerador hasta que esté listo para freír el queso

3. Preparar una sartén con spray antiadherente y calentar a medio.

4. Asar los pimientos y los champiñones de ambos lados, sólo hasta que las piezas comiencen a oscurecer y los pimientos se suavicen.

5. Añadir a los cuencos de rúcula.

6. Coloca el queso de cabra frío en la sartén y fríe de cada lado durante unos 30 segundos.

7. Esto se derrite rápidamente, así que voltea suavemente cada pieza

8. Agrega el queso a la ensalada y rocía con aceite de aguacate. Servir y disfrutar, preferentemente caliente.

Frango Embrulhado Em Bacon

Ingredientes:

- 1 xícara de Cream Cheese

- ½ xícara de queijo Cottage

- Sal e pimenta a gosto

- 12 fatias de bacon

- 2 libras aprox. 1 kg de peito de frango desossado e sem pele

- 2 xícaras de espinafre picado

- 1 xícara de cogumelos fatiados

Direcciones:

1. Pré aqueça o forno a 375 graus.

2. Combine o espinafre, o cogumelo, o Cream Cheese e o queijo Cottage em uma tigela.

3. Tempere a mistura com sal e pimenta.

4. Use um martelo para carnes para achatar os pedaços de frango a uma espessura de 1/2 polegada aprox.. 1,5 cm.

5. Use uma faca afiada para cortar bolsos em uma extremidade da carne.

6. Adicione a mistura nos bolsos.

7. Enrole duas fatias de bacon ao redor de cada pedaço de frango.

8. Doure o frango embrulhado em bacon nem uma frigideira 5 minutos de cada lado.

9. Coloque os pedaços de frango em uma assadeira.

10. Asse o frango por 45 minutos. O bacon deve ficar crocante e o frango no ponto.

Salmón Ahumado Especial

Ingredientes:

- Cuña de lima 1

- Sal kosher al gusto

- Pimienta molida fresca al gusto

- Salmón ahumado salvaje capturado .5 onzas

- Mayonesa cucharada generosa

- Espinacas baby puñado grande

- Aceite de oliva virgen extra .5 T

Direcciones:

1. Coloque el salmón o cualquier pescado graso como las sardinas o la caballa y las espinacas en un plato.

2. Añadir una cucharada grande de mayonesa y la rodaja de limón.

3. Rocíe aceite sobre la espinaca del bebé o pruebe la rúcula o la col rallada como si fuera una ensalada

4. Espolvorear con un poco de sal y pimienta.

Almendras Con Especia De Calabaza

Ingredientes:

- 1 pizca de sal

- 1 taza de almendras enteras, crudas

- 1 cucharada de aceite de oliva

- 1 ¼ cucharadita de especia de calabaza

Direcciones:

1. Precaliente el horno a 300°F y cubra una bandeja con papel para cocinar
2. Bata el aceite de oliva, la especia de calabaza y la sal en un recipiente
3. Agregue las almendras y arrástrelas sobre la mezcla hasta que queden cubiertas uniformemente, luego distribúyalas sobre la bandeja

4. Hornee por 25 minutos, luego deje enfriar completamente y almacene en un contenedor hermético

Pizza Con Bordes Gruesos

Ingredientes:

Para la cobertura:

- Secado Oregano ½ cucharadita

- Queso mozzarella rallado 4 ½ oz.

- Salchicha Italiana Fresca 8 onzas.

- Mantequilla 1 cucharada.

- Salsa de tomate sin azúcar ½ taza

Para la corteza:

- Harina de almendras ¾ taza

- Queso Crema 2 cdas.

- Queso Mozzarella Rallado

- Vino blanco vinagre 1 cucharadita.

- Huevo 1

- Sal ½ cucharadita

- Aceite de oliva para engrasar tus manos.

Direcciones:

1. Precaliente el horno a 200 grados centígrados.
2. Mientras tanto, caliente el queso crema y la mozzarella en una sartén, a fuego medio. Revuélvalos a ambos constantemente para que se mezclen muy bien juntos.
3. Una vez que se hayan combinado, mezclar todos los demás INGREDIENTES: en él.
4. Una vez que esté listo, aplique aceite de oliva en las manos y extienda la masa en un papel de pergamino.
5. Aplanar y luego pinchar la masa con la ayuda de un tenedor.
6. Colóquelo en el horno durante 10 15 minutos.

7. Asegúrese de que se torne un poco dorado y se retire del horno.

8. Mientras se hornea la masa, derrita la mantequilla o caliente el aceite de oliva y saltee la carne molida o la carne.

9. Una vez que la corteza esté lista, extienda un poco de salsa de tomate y cúbrala con carne y un montón de queso.

10. Colóquelo nuevamente en el horno a hornear durante unos 10 15 minutos.

11. ¡Espolvoree un poco de orégano encima y disfrute de una deliciosa comida!

Huevos Horneados En Aguacates

Ingredientes:

- 2 yemas de huevo

- 2 cucharaditas de aceite de oliva o aceite de coco

- 1 aguacate

- Sal y pimienta y otros condimentos / especias / hierbas al gusto el pimentón ahumado combina bien con los huevos

Direcciones:

1. Precaliente el horno a 400 F 200 C.
2. Cortar el aguacate por la mitad y quitar el hueso.
3. Rompe los 2 huevos en un bol.

4. Saque cada yema de huevo y colóquelas en una mitad de aguacate.

5. Vierta 1 cucharadita de aceite de oliva en cada yema de huevo en el aguacate.

6. Hornea por 12 minutos.

7. Espolvoree sal y pimienta y las hierbas y especias adicionales que desee encima.

Asado En Olla De Cocción Lenta

Ingredientes:

- 2 dientes de ajo picados

- 1 cebolla picada

- 1/2 taza de vino tinto seco

- 90 gramos de asado de ternera

- 2 1/2 taza de caldo de carne

- 1 cucharada de aceite de oliva

- Sal y pimienta al gusto

Direcciones:

1. Condimenta el asado con sal y pimienta.
2. Calienta el aceite de oliva en una sartén y deja dorar el asado por todos los lados.

3. Coloca el asado y el resto de los INGREDIENTES: en la olla de cocción lenta.

4. Remueve los INGREDIENTES: para combinarlos y cocina a fuego lento durante 6 horas.

5. Sirve en los platos bien caliente.

6. ¡Buen provecho!

Ensalada De Pollo

Ingredientes:

- 120 g de aguacate

- 40 g de crema

- 100 g de mayonesa

- ½ limón

- 80 g de pechuga de pollo

- 100 g de repollo verde

- 1 cucharadita de cebollín

- 40 g de apio

Direcciones:

1. Cocina el pollo en un sartén caliente y agrega el cebollín finamente picado.

2. Aparte, limpia el repollo, córtalo y ponlo en una ensaladera. Agrega el apio y el aguacate en rodajes.

3. En un tazón, sin embargo, combina la crema, la mayonesa y el jugo de limón.

4. Revuelve bien la salsa hasta que esté homogénea.

5. En este punto, agrega el pollo bien cocido en la ensaladera y adorna con la salsa.

Desayuno Ceto Brownie Muffins

Ingredientes:

- 1 huevo grande

- 2 cucharadas de aceite de coco

- ¼ taza de jarabe de caramelo sin azúcar

- ½ taza de puré de calabaza

- 1 cucharadita de extracto de vainilla

- 1 cucharadita de vinagre de manzana

- ¼ taza de almendras picadas

- 1 taza de harina de lino dorada

- ¼ taza de cacao en polvo

- 1 cucharada de canela

- ½ cucharada de polvo de hornear

- ½ cucharadita de sal

Direcciones:

1. Precaliente su horno a 180 ° C y combine todos sus INGREDIENTES: secos en un tazón para mezclar profundo y mezcle para combinar.
2. En un recipiente aparte, combine todos los INGREDIENTES: húmedos.
3. Vierta sus INGREDIENTES: húmedos en sus INGREDIENTES: secos y mezcle muy bien para combinar.
4. Cubra una lata de panecillo con forros de papel y coloque alrededor de ¼ taza de masa en cada forro para panecillos.
5. Esta receta debe producir 6 muffins.

6. Luego, espolvoree almendras en la parte superior de cada panecillo y presione suavemente para que se adhieran.

7. Hornear en el horno durante unos 15 minutos. Deberías ver los panecillos levantarse y colocarse encima. ¡Disfruta caliente o fresco!

Salada Cobb

Ingredientes:

Para Molho:

- 1 colher de chá. Mostarda dijon

- 2 colheres de sopa. Cebola em cubos sal e pimenta gosto

- 1 colher de sopa. Azeite

- 1 colher de sopa. Vinagre branco

Para Salada Cobb:

- 2 xícaras de verduras picadas

- 1 abacate fatiado

- 4 fatias de bacon cozidas e fatiadas

- ¾ xícara de frango cozido em cubos ½ xícara de tomate picado

- ½ xícara de queijo azul

- 2 colheres de sopa de queijo azul

- 1 ovo cozido fatiado

Direcciones:

1. Arrume as verduras em um prato
2. Arrume as fileiras de frango, tomate picado, queijo azul, fatias de ovo, fatias de abacate e pedaços de bacon por cima das verduras.
3. Combine todos os INGREDIENTES: do molho.
4. Regue o molho sobre a salada.

Waffles De Tomillo Y Queso

Ingredientes:

- 2 tallos de cebollas verdes

- 1 cucharada de semilla de sésamo

- 1 cucharada de aceite de oliva

- 2 cucharaditas de tomillo recién picado

- 1 cucharadita de ajo en polvo

- 1/2 cucharadita de pimienta negra molida

- 1/2 coliflor de cabeza grande, arrozada

- 1 taza de queso mozzarella finamente rallado

- 1 taza de verduras de cuello empacado

- 1/3 taza de queso parmesano

- 2 huevos grandes

- 1/2 cucharadita de sal

Direcciones:

1. Prepara tu coliflor y tomillo cortando la coliflor en floretes. Corta la cebolla de primavera en rodajas pequeñas, y arranca el tomillo de los tallos.

2. En un procesador de alimentos, rice la coliflor pulsando hasta que se forme una textura desmenuzada

3. Agrega la cebolla de primavera, el tomillo y los verdes de cuello a la mezcla y continúa pulsando hasta que todo esté bien mezclado

4. Pon la mezcla en un tazón grande

5. Añade 1 taza de queso mozzarella, 1/3 de taza de queso parmesano, 2 huevos grandes, 1 cucharada de semilla de sésamo, 1 cucharada

de aceite de oliva, 1 cucharadita de ajo en polvo, 1/2 cucharadita de pimienta negra y 1/2 cucharadita de sal.

6. Mezcla todo bien hasta que se forme una masa suelta.

7. Calienta la plancha hasta que esté lista. A continuación, vierte la mezcla en la wafflera uniformemente.

8. Deje que el waffle se cocine, de acuerdo con las Direcciones: del fabricante

9. Retira los waffles y sirve caliente.

Plato De Jamón Y Embutidos

Ingredientes:

- Aceitunas Kalamata 10 qty

- Espinacas Baby 1/6 onza

- Mayonesa .5 taza

- Hojas frescas de albahaca 10 qty

- Jamón, rebanado fino 9 onzas

- Queso Brie 5 onzas

- Anchoas 2/3 onzas

- Pesto verde 2 T

Direcciones:

1. Coloque los INGREDIENTES: en un plato con una porción de mayonesa.

Bombas De Grasa De Coco Y Macadamia

Ingredientes:

- ½ taza de cocoa en polvo sin endulzar

- ¼ taza de harina de coco

- Extracto de estevia líquido, al gusto

- 16 macadamias enteras, crudas

- 1 taza de aceite de coco

- 1 taza de mantequilla de almendra suave

Direcciones:

1. Derrita el aceite de coco y la mantequilla de almendra en una cacerola chica
2. Agregue la cocoa en polvo, la harina de coco y la estevia líquida al gusto y bata
3. Retire del calor y deje enfriar hasta que la mezcla se endurezca ligeramente
4. Divida la mezcla en 16 piezas iguales
5. Envuelva cada macadamia con una pieza de la mezcla formando una bola, y luego congele hasta que estén listas para comer

Western Omelet para el Desayuno

Ingredientes:

- Jamón cortado en cubitos, 5 oz.

- Pimiento verde picado finamente ½

- Cebolla amarilla finamente picada 1/2

- Huevos 6

- Crema batida 2 cucharadas.

- Queso Rallado 3 onzas

- Sal y pimienta

- Mantequilla 2 oz.

Direcciones:

1. Bate los huevos y la crema de leche hasta que estén esponjosos y luego agrégale sal y pimienta.

2. Luego agregue la mitad de la cantidad de queso rallado y combine bien.

3. Ahora derrita la mantequilla a fuego medio y saltee el jamón, el pimiento y las cebollas.

4. Agregue el huevo y la crema a las verduras y el jamón y fríalos hasta obtener una tortilla firme.

5. Además, vigila los bordes para que no se quemen.

6. Apague la llama y espolvoree el queso restante en la parte superior y doble la tortilla.

7. Servir de inmediato ya que es sabroso cuando se sirve caliente.

Pastel De Cabaña Ceto

Ingredientes:

- 1 cabeza de coliflor 600 g, partida en florets

- 2 cucharadas de ghee 30 ml, derretido use aceite de coco

- 0,25 taza de aceite de aguacate 60 ml, para cocinar carne con

- 1 cebolla mediana 110 g, finamente picada

- 1,5 libras de carne molida 675 g

- 2 zanahorias 100 g, ralladas

- 2 cucharadas de condimento italiano 6 g

- 2 cucharadas de perejil fresco 2 g, finamente picado

- Sal y pimienta al gusto omita la pimienta para AIP

- Un puñado de nueces y semillas trituradas, para cubrir opcional   omitir para AIP

Direcciones:

1. Precaliente el horno a 350 F 175 C.
2. Cocine al vapor la coliflor hasta que esté tierna con un tenedor, de 5 a 10 minutos dependiendo del tamaño de las flores. Escurrir bien.
3. En un procesador de alimentos o licuadora, combine la coliflor con el ghee. Sazonar con sal al gusto. Dejar de lado.
4. Mientras tanto, agregue el aceite de aguacate a una sartén grande a fuego medio alto.

5. Agregue la cebolla y saltee hasta que esté transparente, aproximadamente de 4 a 5 minutos.

6. Agregue la carne molida y las zanahorias a la sartén.

7. Saltee hasta que la carne molida esté dorada, aproximadamente de 8 a 10 minutos.

8. Agregue el condimento italiano y el perejil a la sartén, revolviendo bien para combinar.

9. Condimente con sal y pimienta al gusto.

10. Coloque la mezcla de carne en el fondo de una fuente para hornear engrasada de 9 x 9 pulgadas 23 cm x 23 cm o una fuente ovalada grande funcionaría.

11. Coloque el puré de coliflor reservado sobre la mezcla de carne.

12. Coloque la fuente para hornear en el horno y hornee por 30 minutos.

13. Retirar del horno y dejar enfriar un poco antes de servir.

Sopa De Espinacas Y Salchichas

Ingredientes:

- 1 cebolla picada

- 2 zanahorias en rodajas

- 1 diente de ajo picado

- 2 cucharadas de vinagre de vino tinto

- ½ cucharadita de orégano

- 4 tazas de caldo vegetal

- 450 gramos de salchicha italiana picante desmenuzada

- 2 tazas de espinacas tiernas

- 1 cucharada de aceite de oliva

- 1/2 taza de nata para montar

- Sal y pimienta al gusto

Direcciones:

1. Calienta el aceite de oliva en una sartén y saltea la salchicha desmenuzada durante 5 minutos.
2. Luego, pasa las salchichas a un plato y escúrrela sobre una toalla de papel.
3. Saltea la cebolla, el ajo y la zanahoria en la misma sartén y desglásala con el vinagre de vino tinto.
4. Añade el caldo vegetal, la nata para montar, el orégano y remueve bien.
5. Luego añade sal y pimienta al gusto y deja cocer a fuego lento durante unos 5 minutos.
6. Vuelve a poner la salchicha en la sartén y añade las espinacas: deja cocinar durante 1 minuto para que las espinacas se marchiten.
7. Sirve caliente.

Carpaccio Con Mozzarella

Ingredientes:

- 200 g de filete de res

- 120 g de mozzarella

- 2 cucharadas de aceite de oliva virgen extra

- 2 cucharadas de vinagre balsámico

- 1 pizca de ralladura de limón

- 20 g de ensalada verde

- 2 cucharadas de piñones

- Sal y pimienta para probar.

Direcciones:

1. Golpea el filete de res con un mazo de carne hasta que esté muy delgado.
2. Corta la mozzarella en cubos y extiéndela sobre los filetes.
3. Agrega un poco de ensalada verde y ralladura de limón.
4. Ahora puedes sazonar con vinagres, aceite de oliva extra virgen, sal y pimienta.
5. Finalmente decora el carpaccio con piñones. ¡La cena está servida!

Pollo Tandoori

Ingredientes:

- 900 gramos de muslos de pollo

Para la salsa:

- 1 cucharadita de chile en polvo

- 1 cucharadita de jengibre fresco rallado

- 1 cucharadita de garam masala

- ½ cucharadita de comino

- 2 dientes de ajo picados

- 1 taza de yogur natural

- 2 cucharaditas de zumo de limón

- 2 cucharadas de aceite de oliva

- Sal y pimienta al gusto

Direcciones:

1. Utilizando un cuchillo afilado, realiza varios cortes en los muslos de pollo. Luego añade sal y pimienta y rocíalo con el zumo de limón.

2. En un bol grande mezcla el resto de los INGREDIENTES:. Luego coloca también el pollo en el bol y cúbrelo bien.

3. Deja refrigerar hasta 24 horas: cuanto más tiempo se marine, ¡más sabor tendrá!

4. Precalienta el horno a 190 grados C. Mientras, coloca papel de aluminio en una bandeja de horno y coloca allí el pollo.

5. Deja hornear durante unos 45   50 minutos, hasta que la piel del pollo esté bien crujiente.

6. Sirve en los platos bien caliente.

Huevos Revueltos De Espinaca Y Queso Cheddar

Ingredientes:

- Una pizca de pimienta

- 4 tazas de espinacas frescas

- ½ taza de queso cheddar

- 4 huevos grandes

- 1 cucharada de aceite de oliva

- 1 cucharada de crema espesa

- Sal

Direcciones:

1. Rompa sus 4 huevos en un tazón o recipiente.

2. Agregue 1 cucharada. Crema espesa a la mezcla con algo de sal y pimienta al gusto.

3. Mézclelos para que aún quede algo de clara de huevo en la mezcla.

4. Obtener una sartén grande y gire a fuego alto. Añadir 1 cucharada. Aceite de oliva.

5. Deje que el aceite de oliva llegue al punto de que empieze a hervir y agregue las espinacas.

6. Cuando esté chisporroteando, agregue un poco de sal y pimienta.

7. Asegúrese de que lo esté revolviendo con frecuencia, ya que puede quemarse si no tiene cuidado. Una vez que se haya reducido, gire su calor a medio bajo.

8. Agregue su mezcla de huevo a la espinaca.

9. Revuelva lentamente los huevos cuando el fondo se ponga.

10. Agregue su 1/2 taza de queso cheddar y agregue esa delicia.

11. Puede parecer que los huevos están poco cocidos, pero mientras descansan, los huevos se cocinarán.

12. Si necesita aumentar el contenido de grasa, puede agregar un poco de aceite de coco si le gusta esta mezcla Una vez que el queso comienza a derretirse, colóquelo en un plato.

Carne Assada Em Fogo Baixo

Ingredientes:

- 2 dentes de alho picados

- 1 cebola picada

- 2½ xícara de caldo de carne

- ½ xícara de vinho tinto seco

- 2 kg de carne para assada

- Sal e pimenta a gosto

- 1 colher de sopa azeite

Direcciones:

1. Tempere o assado com sal e pimenta. Salgue e apimente o assado.

2. Numa frigideira aqueça o azeite e doure o assado por todos os lados.

3. Coloque o assado e os INGREDIENTES: restantes na panela elétrica. Misture os INGREDIENTES: para combinar.

4. Cozinhe em fogo baixo por 6 horas.

Caserola Cetogénica Cremosa De Setas

Ingredientes:

- 2 tallos de cebollas verdes picadas

- 1/2 taza de champiñones picados

- 2 cucharadas de crema agria

- 8 muslos medianos de pollo

- 1 coliflor grande, picada

- 8 onzas de queso crema

Direcciones:

1. Coloque los muslos de pollo en un plato de cazuela. A continuación, poner las setas y coliflor sobre ella.

2. Mezclar el queso crema, la crema agria y las cebollas verdes en un tazón separado.

56

3. Esparce la mezcla de queso en la coliflor.

4. Mezclar la cazuela hasta que la mezcla de queso crema cubra todas las verduras.

5. Hornea a 350F durante unahora.

Aguacate Cremoso Y Tocino Con Ensalada Y Queso De Cabra

Ingredientes:

Ensalada:

- Aguacates 2

- Nueces o nueces tostadas .5 tazas

- Rúcula o espinacas 4 onzas

- Queso de cabra 8 onzas

- Bacon .5 libras

Vendaje:

- Crema de leche 2 T

- Sal kosher al gusto

- Pimienta molida fresca al gusto

- Medio limón, jugo

- Mayonesa .5 tazas

- Aceite de oliva virgen extra .5 tazas

Direcciones:

1. Cubra un plato para hornear con papel pergamino.
2. Precaliente el horno a 400 grados F.
3. Corte el queso de cabra en rodajas de media pulgada y póngalo en una fuente para hornear.
4. Coloque en una parrilla superior en el horno precalentado hasta que estén doradas.
5. Cocer el tocino hasta que esté crujiente. Picar en trozos
6. Rebanar el aguacate y colocar sobre las verduras.

7. Cubra con trozos de tocino y agregue rondas de queso de cabra.

8. Picar las nueces y espolvorear sobre la ensalada.

9. Para el aderezo, combine el jugo de limón, la mayonesa, el aceite de oliva virgen extra y la crema batida.

10. Mezclar con mesada o licuadora de inmersión.

11. Sazone al gusto con sal kosher y pimienta molida fresca.

Dip Tzatziki Con Coliflor

Ingredientes:

- 1 pepino inglés en cubitos

- 2 cucharadas de cebollín picado

- 2 tazas de cabezas de coliflor

- ½ paquete de 8 onzas de queso crema, suavizado

- 1 taza de crema ácida

- 1 cucharada de condimento ranch

Direcciones:

1. Bata el queso crema con una mezcladora eléctrica hasta que quede cremoso

2. Agregue la crema ácida y el condimento ranch, luego bata hasta obtener una mezcla suave

3. Añada el pepino y el cebollín y revuelva

4. Congele antes de servir junto con las cabezas de coliflor para remojar

Salmón Relleno En Aguacates

Ingredientes:

- Crema agria 3/4 taza

- Aguacates 2

- Jugo de limón 2 cucharadas. Opcional

- Salmón Ahumado 6 oz.

- Sal y pimienta

Direcciones:

1. Retire la semilla de los aguacates y córtelos por la mitad.

2. Ponga la crema agria en el hueco de los aguacates también puede usar mayonesa y cúbralos con salmón.

3. Sazone con sal y pimienta y un poco de limón si lo desea y la comida estará lista!

Muffins De Canela Y Manzana Keto Sin Lácteos

Ingredientes:

- 4 cucharadas 60 ml de puré de manzana

- 1 cucharadita 5 ml de jugo de limón

- Stevia, al gusto

- 1 cucharadita de bicarbonato de sodio

- 3 tazas 180 g de harina de almendras

- 1/2 taza 120 ml de ghee, derretido

- 3 huevos grandes, batidos

- 3 cucharadas de canela

- 1 cucharadita de nuez moscada

- 1/4 de cucharadita de clavo

Direcciones:

1. Precaliente el horno a 350 F 175 C.

2. Mezcle todos los INGREDIENTES: en un tazón grande para mezclar.

3. Vierta en moldes para muffins use moldes para muffins de silicona o engrase los moldes de metal. Rinde 12 muffins.

4. Hornee durante 18 20 minutos hasta que un palillo salga limpio cuando lo inserte en un muffin.

Cordero Al Curry

Ingredientes:

- ½ cucharadita de curry en polvo

- ½ cucharadita de garam masala

- 2 tazas de caldo vegetal

- 1 taza de yogur griego natural

- 1 cucharadita de zumo de limón

- 900 gramos de carne de cordero

- 1 cucharada de aceite de oliva

- 1 cebolla picada

- 3 dientes de ajo picados

- ½ cucharadita de jengibre rallado

- ½ cucharadita de cúrcuma

- Sal y pimiento al gusto

Direcciones:

1. Corta la carne de cordero en trozos pequeños.

2. Rehoga la cebolla en el aceite de oliva durante 5 minutos y añade ajo, jengibre, cúrcuma, curry en polvo y garam masala. Mezcla durante otro 5 minutos.

3. Añade la carne y dórala durante unos 10 minutos.

4. Verte el caldo vegetal y deja cocer a fuego lento durante 40 minutos.

5. Retira del fuego y añade el yogur y el zumo de limón.

6. Sirve en los platos bien caliente.

Pechuga De Pavo Al Grill

Ingredientes:

- 1 cucharada de romero

- 1 pizca de ralladura de limón

- ½ cucharadita de stevia liquida

- 500 g de pechuga de pavo deshuesada y sin piel

- ½ taza de aceite de oliva extra virgen

- 2 dientes de ajo machacados

Direcciones:

1. Corta la carne de pavo en rodajas de unos 2 centímetros de grosor.

2. En un tazón, bate el aceite con el ajo machacado, el romero, la ralladura de limón y la stevia. Masajea la carne con esta mezcla.

3. Si tienes algo de tiempo, recomendamos que dejes reposar la carne durante unos 30 minutos antes de cocinarla.

4. Precalienta el grill a fuego medio/alto.

5. Asa la carne durante 4/6 minutos por cada lado.

6. Puedes servir el pavo con vegetales frescos.

Rollo De Canela "Avena"

Ingredientes:

- ¼ taza de crema espesa

- 120 g de queso crema

- 3 cucharadas de mantequilla

- 1 ½ cucharadita de canela

- ½ cucharadita de vainilla

- ¼ cucharadita de nuez moscada

- ¼ cucharadita de pimienta

- 10 15 gotas de Stevia liquida

- 1 taza de nueces

71

- 1/3 taza de harina de semilla de lino

- 1/3 taza de semillas de chia

- ½ taza de arroz de coliflor120 g.

- 3 ½ tazas de leche de coco

Direcciones:

1. Mida las semillas de chía y 1/3 taza de semillas de lino molidas y póngalas a un lado.

2. Arroz 1/2 taza de coliflor en un procesador de alimentos . Deje de lado por un momento.

3. Agregue 1 taza de nueces a una bolsa hermética y use un rodillo de amasar para aplastarlas. Asegúrate de que no sean demasiado pequeños, porque quieres que agreguen textura al plato.

4. Agregue las nueces a una sartén a fuego lento para tostar.

5. En una cacerola, caliente 3 1/2 tazas de leche de coco. Una vez caliente, agregue la coliflor y

continúe cocinando hasta que empiece a hervir.

6. Baje el fuego a medio bajo y agregue sus condimentos: 1 1/2 cucharadita. canela, 1/2 cucharadita. vainilla, 1/4 cucharadita Nuez moscada, y 1/4 cucharadita. Pimienta

7. En un molinillo de especias , muela 3 cucharadas.

8. Eritritol hasta que esté completamente en polvo.

9. Agregue 10 15 gotas de stevia líquida a la sartén y agregue bien.

10. Agregue la harina de linaza y la semilla de chia a la sartén y mezcle bien. Esto comenzará a espesarse tremendamente.

11. Mida 1/4 taza de crema espesa, 3 cucharadas. mantequilla, y 3 oz. Queso crema.

12. Una vez que la mezcla esté caliente nuevamente, agregue las nueces tostadas, la crema, la mantequilla y el queso crema.

13. Mezclar bien juntos. Aquí, puede agregar 1/8 cucharadita.

Sopa De Espinafre E Salsicha

Ingredientes:

- 2 colheres de sopa. vinagre de vinho tinto

- ½ colher de chá. orégano Pitada de molho apimentado

- 4 xícaras de caldo de galinha

- ½ xícara de creme de leite fresco

- 1 libra de salsicha italiana picante desintegrada 1 colher de sopa. Azeite

- 1 cebola picada

- 2 cenouras fatiadas

- 1 dente de alho picado

- 2 xícaras de espinafre bebê

- Sal e pimenta a gosto

Direcciones:

1. Numa frigideira aqueça o azeite e refogue a linguiça esfarelada por 5 minutos, até que não fique mais rosa.
2. Transfira a salsicha para um prato e escorra sobre papel toalha.
3. Refogue a cebola, o alho e a cenoura na mesma panela.
4. Deglaze a panela com o vinagre de vinho tinto.
5. Adicione o caldo de frango, o creme de leite, orégano e o molho picante e mexa bem.Tempere com sal e pimenta.
6. Cozinhe a sopa por 5 minutos.
7. Transfira a salsicha de volta para a panela e acrescente o espinafre.

8. Cozinhe por 1 minuto para permitir que o espinafre murche.

Broccoli Bajo En Carbohidratos Y Buñuelos De Queso

Ngredientes:

- 4 onzas de queso mozzarella

- 2 huevos grandes

- 2 cucharaditas de polvo de hornear

- 1/2 taza de mayonesa

- 1/4 taza de eneldo fresco picado

- 1/2 cucharada de jugo de limón

- 3/4 de taza de harina de almendras

- 7 cucharadas de harina de linajas

- 4 onzas de brócoli fresco

- Sal y pimienta al gusto

Direcciones:

1. Colocar el brócoli en un procesador de alimentos y pulsar hasta que el brócoli se desmenuce en trozos.
2. Agregar el queso, la harina de almendras, 1/4 de taza de harina de linajas y el polvo de hornear al brócoli.
3. También es posible que desees añadir sal y pimienta adicionales.
4. Añadir los 2 huevos y mezclar juntos .
5. Enrollar la masa en bolas y luego cubrir con 3 cucharadas de harina de linaza.
6. Continúa haciendo esto con toda la masa, y reservar en toallas de papel.
7. Calienta tu freidora profunda a 375F.
8. Una vez listo, poner los buñuelos de brócoli y queso dentro de la cesta, espaciándolos.
9. Freír los buñuelos hasta que se vuelvan dorados durante unos 3 5 minutos.

10. Una vez hecho esto, poner en toallas de papel para drenar el exceso de grasa y sazonar a gusto.

11. También es posible que desees hacer un eneldo picante y mayonesa de limón para darle un chapuzón.

Sopa De Pollo Sin Fideos

Ingredientes:

- Perejil seco 1 t

- Caldo De Pollo 4 tazas

- Sal kosher .5 t

- Pimienta molida fresca 0.25 t

- Zanahoria, picada 1

- Pollo, cocinado y cortado en cubitos 2.5 tazas o 1.5 libras de pechuga de pollo

- Repollo, rebanado 1 tazas

- Mantequilla 0.25 taza

- Apio 1 tallo

- Champiñones 3 onzas

- Ajo, picado 1 diente

- Cebolla seca picada 1 T

Direcciones:

1. Ponga la olla grande para sopa a fuego medio y derrita la mantequilla.
2. Cortar el apio y los champiñones y agregar, junto con la cebolla seca a la olla.
3. Agregue el perejil, el caldo, la zanahoria, la sal kosher y la pimienta fresca. Remover.
4. Cocine a fuego lento hasta que las verduras estén tiernas.
5. Agregue el pollo cocido y la col en rodajas. Cocine a fuego lento hasta que la col esté tierna, alrededor de 8 a 12 minutos.

Macadamias Asadas al Curry

Ingredientes:

- ½ cucharadita de sal

- 2 tazas de macadamias

- 1 ½ cucharadas de aceite de oliva

- 1 cucharada de curry en polvo

Direcciones:

1. Precaliente el horno a 300°F y cubra una bandeja con papel para hornear

2. Bata el aceite de oliva, el curry en polvo y la sal en un recipiente

3. Agregue las macadamias y arrástrelas sobre la mezcla hasta que queden cubiertas, luego distribúyalas sobre la bandeja

4. Hornee por 25 minutos hasta que queden tostadas, luego enfríelas a temperatura ambiente

Sandwiches De Ensalada

Ingredientes:

- Aguacate 1/2

- Mantequilla 1/2 oz

- Queso Edam 1 onza.

- Lechuga Romana 2 oz.

- Tomates Cherry 1

Direcciones:

1. Limpia la lechuga a fondo y conviértela en la base de tu sándwich.
2. Ponga un poco de mantequilla en las hojas de lechuga y agregue rodajas de tomate, queso y aguacate en la parte superior.

3. Es tan simple como esto y su cena está lista con esta comida rápida.

Ensalada de atún con alcaparras

Ingredientes:

- Hojuelas de chiles 1/2 cucharadita

- Puerro finamente picado 1/2

- Alcaparras 1/2

- Crème fraiche 2 cdas.

- Atún en aceite de oliva 4 oz.

- Mayonesa 1/2 taza

- Alcaparras 1 cdas.

- Sal y pimienta

Direcciones:

1. Escurrir el atún y mezclar todos los INGREDIENTES:.
2. Combínalos bien y sazónalos con hojuelas de chile, sal y pimienta.
3. ¡Y eso es todo! Sirva junto con los huevos cocidos y creeme que te encantará tu desayuno.

Mini Panes De Carne Con Espinacas

INGREDIENTES:

- 1/2 cucharadita de pimienta negra

- 1/3 taza 80 ml de leche de almendras o coco

- Aceite de coco para saltear

- 113 g 1/4 lb de cerdo molido o pavo molido

- 113 g 1/4 lb de carne molida

- 1/2 cebolla pequeña 55 g, cortada en cubitos

- 2 dientes de ajo picados

- 140 g 1/3 lb de espinacas frescas, picadas pequeñas

- 4 huevos batidos

- 2 cucharadas de condimento italiano

- 1/2 cucharada de sal

Direcciones:

1. Precaliente el horno a 400 F 200 C.
2. Saltea la carne, las cebollas picadas y el ajo en 1 cucharada de aceite de coco.
3. Cuando la carne esté cocida, agregue las espinacas picadas y saltee durante 1 2 minutos más.
4. Coloque los moldes para muffins en un molde para muffins de 12 tazas.
5. En un tazón grande, combine el salteado con los huevos batidos, condimento italiano, sal, pimienta negra y leche de almendras o coco.
6. Divide la mezcla entre los 12 moldes para muffins.
7. Hornee por 10 minutos hasta que cada muffin esté bastante sólido.

8. Cocine por más tiempo si los muffins aún están líquidos.

Estofado Fácil De Cerdo Y Repollo En Una Olla

Ingredientes:

- Un trozo grande de jengibre fresco, picado en rodajas grandes.

- 1 cucharada de vinagre de sidra de manzana

- Sal al gusto

- Aceite de coco para cocinar el cerdo

- 450 g 1 libra de paleta, lomo o lomo de cerdo deshuesado, en cubos

- 3 tazas de agua fría

- 1 repollo picado

- 1 cebolla o puerro picado

Direcciones:

1. Coloque 2 cucharadas de aceite de coco en una olla grande.

2. Agregue la carne de cerdo en cubos y saltee a fuego alto hasta que la carne de cerdo esté casi cocida.

3. Agregue el puerro picado, el repollo, el jengibre, el vinagre de sidra de manzana, 2 cucharaditas de sal y las 3 tazas de agua fría.

4. Coloque la tapa en la olla y cocine a fuego medio durante 2 horas.

5. Verifique regularmente para asegurarse de que el agua no se agote; si lo hace, agregue un poco más.

6. Agrega sal al gusto y sirve. Puede elegir las rodajas de jengibre o comerlas para obtener una nutrición adicional.

Delicia De Pescado Y Verduras

Ingredientes:

- 1 cucharadita de pasta de curry rojo

- 2 anises estrellados enteros

- 1 cucharadita de pimentón ahumado

- 2 tomates maduros, triturados

- 1 cucharadita de aceite de sésamo

- 450 gramos de pargo, cortado en trozos

- 1/2 taza de cebolletas, cortadas en rodajas finas

- 1/2 cucharadita de jengibre fresco rallado

- 1/2 cucharadita de ajo machacado

- Sal y pimienta al gusto

Direcciones:

1. Calienta el aceite en una olla a fuego modio.

2. Cocina el cebollín hasta que esté tierno, luego añade el jengibre y el ajo y cocina 1minuto más, revolviendo con frecuencia.

3. Añade el resto de INGREDIENTES: y reduce el fuego a medio bajo.

4. Deja cocinar a fuego lento durante 15 minutos o hasta que el pescado se desmenuce fácilmente con un tenedor.

5. Sirve en los platos bien caliente.

6. ¡Buen provecho!

Salmón Al Curry

Ingredientes:

- 1 cucharadita de ajo machacado

- 1chile tailandés, sin semillas y picado

- 1 cucharadita de cúrcuma en polvo

- 1/2 cucharadita de comino

- 120 gramos de nata doble

- 85 gramos de leche de coco entera

- 1 taza de caldo de pescado

- 340 gramos de salmón, cortado en trozos

- 1 cucharada de aceite de coco

- 1/2 taza de puerros picados

- 1 taza de agua

- 1/4 de taza de cilantro fresco, picado grueso

- Sal y pimienta al gusto

Direcciones:
1. Calienta el aceite en una olla a fuego medio alto.
2. Luego, saltea los puerros y el ajo durante unos 3 minutos, removiendo con frecuencia.
3. Añade el chile, la cúrcuma y el comino y deja cocinar 1 minuto más.
4. Añada también la nata, la leche de coco, el caldo de pescado, el agua, el salmón, la sal y la pimienta. Baja el fuego y dejar cocer a fuego lento unos 12 minutos.
5. Sirve en tazones individuales, con hojas de cilantro frescas.
6. ¡Buen provecho!

Pinchos De Ternera Con Menta

Ingredientes:

- 1 cucharada de semillas de cilantro

- ½ cucharadita de comino

- 1 cucharada de aceite de oliva extra virgen

- 1 cucharadita de menta seca

- 1 cucharadita de sal

- ½ cucharadita de pimienta negra

- ¼ de cucharadita de pimienta de cayena

- 500 g de carne molida

- 3 huevos grandes

- 3 cucharadas de harina de almendras

- 2 dientes de ajo machacado

Direcciones:
1. Si vas a usar brochetas de madera, sumérgelas en agua durante 15/20 minutos para evitar que se enciendan.
2. Calienta un sartén antiadherente a fuego medio/alto.
3. En un tazón grande agrega la carne molida, los huevos, la harina de almendras, el ajo, las semillas de cilantro y comino, el aceite, la menta, la sal y la pimienta.
4. Mezcla bien con las manos y forma bolas de un tamaño promedio de 2 cm de diámetro.
5. Coloca las bolas en las brochetas y ponlas en el sartén.
6. Déjalas dorarse por 3 o 4 minutos por cada lado, gíralas suavemente para completar la cocción. ¡Disfruta de tu comida!

Albóndigas De Ternera

Ingredientes:

- 1 cebolla mediana picada finamente

- 2 huevos

- 1 cucharada de sal

- ½ cucharadita de pimienta negra recién molida

- 500 g de ternera magra

- ¼ taza de leche de almendra

- 3 cucharadas de aceite de oliva extra virgen

- 1 cucharada de cilantro fresco

- ½ cucharada de comino

Direcciones:

1. Coloca dos rebanadas de pan en un tazón. Agrega ¼ de taza de agua y deja que se ablande durante 5 minutos.
2. Por separado en otro tazón, combina la carne molida con la leche, una cucharada de aceite, cilantro, comino, cebolla, huevos, sal y pimienta.
3. Agrega el pan empapado bien exprimido y forma bolitas después de mezclar los INGREDIENTES:.
4. Aplana suavemente cada bola con la palma de la mano y colócala en una superficie ligeramente enharinada.
5. Calienta el aceite residual en un sartén.
6. Una vez caliente, agrega las albóndigas al sartén y cocina durante 3 o 4 minutos por cada lado.

7. Retíralas del fuego y antes de servirlas absorba el exceso de aceite de las albóndigas con papel de cocina absorbente.

8. Puedes servir albóndigas con verduras frescas.

Huevos Rellenos

Ingredientes:

- ¾ taza de mayonesa

- 1 cucharada de mostaza de dijon

- Sal y pimienta al gusto.

- 12 huevos grandes

- Pimentón ahumado al gusto.

Direcciones:

1. Ponga agua a hervir en una olla y luego agregue los huevos.

2. Una vez que se haya completado el tiempo de cocción retire el agua caliente.

3. Vierta agua a los huevos con agua fría y déjelo durante unos minutos.

4. Retire todas las cáscaras.

5. Corte los huevos por la mitad y luego separe las yemas en un recipiente aparte.

6. Añadir la mayonesa, y la mostaza dijon. Mezclar bien, luego agregar sal y pimienta al gusto. Mezclar de nuevo.

7. Cubra con pimentón ahumado.

Salchichas Ahumadas De Salmón Y Queso De Cabra

Ingredientes:

- 2 dientes 6 g de ajo

- Sal y pimienta

- 100 g de radicchioo col lombarda

- 100 g de salmón ahumado

- 200 g de queso de cabra blando

- 1 cucharada 2 g de orégano fresco

- 1 cucharada 1,7 g de romero fresco

- 1 cucharada 2.65 g de albahaca fresca

Direcciones:

1. Picar finamente el orégano, el romero y la albahaca fresca. Rallar finamente el ajo.

2. Agregue el queso de cabra, las hierbas, el ajo, la sal y la pimienta a un tazón para mezclar.

3. Combinar bien y luego dejar de lado.

4. Cortar el tallo de la parte inferior del radicchio.

5. Retire cuidadosamente las hojas hasta que tenga 16 hojas para servir. Las hojas interiores tienen mayor tamaño y forma.

6. Puede guardar cualquier radicchio sobrante para otras ensaladas o recetas. Lava las hojas y luego sécalas.

7. En cada radicchio deje un pedazo de salmón ahumado y luego 15 g de queso de cabra con hierbas.

8. Espolvoree un poco de pimienta negra en la parte superior y luego sirva.

Frango Tandoori

Ingredientes:

- 1 kg coxa de frango

Para Marinada:

- 2 dentes de alho picados

- 1 colher de chá pimenta em pó

- 1 colher de chá gengibre fresco ralado

- 1 colher de chá garammasala

- ½ colher de chá cominho

- 1 xcara de iogurte natural

- 2 colheres de chá. suco de limão

- Sal e pimenta a gosto

- 2 colheres de sopa azeite

Direcciones:

1. Com uma faca afiada, faça vários cortes nas coxas do frango.
2. Tempere o frango com sal e pimenta e regue com o sumo de limão.
3. Combine os INGREDIENTES: restantes em uma tigela grande. Coloque o frango na tigela e cubra bem.
4. Leve à geladeira por até 24 horas.
5. Quanto mais tempo você marinar, mais sabor é absorvido.
6. Pré aqueça o forno a 375 graus.
7. Forre uma assadeira com papel alumínio e cubra com o frango.
8. Asse por cerca de 45   50 minutos, até que a pele fique bem crocante. Informações nutricionais:

Cordeiro Ao Curry

Ingredientes:

- 3 dentes de alho picados

- ½ colher de chá gengibre ralado

- ½ colher de sopa açafrão

- ½ colher de chá curry em pó

- ½ colher de chá. Garammasala

- 2 xícaras de caldo de carne

- 1 xícara de iogurte grego puro

- 1 colher de chá. suco de limão

- 2 kg carne de cordeiro

- 1 colher de sopa azeite

- 1 cebola picada

Direcciones:

1. Corte a carne de cordeiro em pedaços pequenos

2. Refogue a cebola no azeite por 5 minutos, depois acrescente o alho, o gengibre, a cúrcuma, o curry em pó e o garammasala. Mexa por mais 5 minutos.

3. Adicione a carne e doure por 10 minutos.

4. Despeje o caldo de carne e cozinhe por 40 minutos.

5. Retire do fogo e junte o iogurte e o suco de limão.

Huevos De Aguacate

Ingredientes:

- 1 aguacate mediano

- 2 huevos

- Queso cheddar rallado

- Sal kosher

- Pimienta negra recién molida

Direcciones:

1. Precalentar el horno a 425grados.
2. Corta el aguacate por la mitad y retira el hoyo. Con una cuchara, carve suficiente aguacate para hacer room para elhuevo.

3. Coloque las mitades de aguacate en la parte posterior de la bandeja de magdalenas para estabilizarlas mientras secocina.

4. Abre un huevo en cada mitad del aguacate. Dependiendo del tamaño del huevo, usted puede tener exceso de clara dehuevo.

5. Sazonar con sal ypimienta.

6. Espolvorea las mitades con queso y coloca la sartén en el horno durante 13 a 16 minutos, dependiendo de la consistencia de la yema que desees.

7. Sabor con sriracha yservir.

Spinach Alcachofa Huevo Casserole

Ingredientes:

- Quesos: cheddar blanco, parmesano y ricotta

- Hierbas y especias: cebolla, ajo, sal, tomillo y pimiento rojo

- Huevos y leche

- Espinacas y alcachofas

Direcciones:

1. Precalienta el horno y rocía un plato para hornear con spray de cocción. Rompe los huevos en un tazón grande y añádele la leche. Batir bien los huevos paracombinar.

2. Rompe los corazones de alcachofa en trozos pequeños, separando las hojas. Apriete las espinacas con toallas de papel para eliminar

todo el exceso de líquido. A continuación, agregue las alcachofas y las espinacas a la mezcla de huevo. Todos los INGREDIENTES: restantes excepto el queso ricotta. A continuación, revuelva juntos.

3. Vierta la mezcla en el platopreparado.
4. Dollop el queso ricotta uniformemente sobre la superficie de la cazuela de huevo. Colocar en el horno y hornear hasta que el centro de la sartén esté completamente cocido y no se agite en la sartén.
5. Servir y disfrutar.

Pimientos Rellenos De Quiché De Tres Queso Vegetarianos

Ingredientes:

- 1/2 taza de mozzarella rallada

- 1/2 taza de queso parmesano rallado

- 1 cucharadita de ajo en polvo

- 1/4 cucharadita de perejil seco

- 1/4 de taza de hojas tiernas de espinaca

- 2 cucharadas de queso parmesano para decorar

- 2 pimientos medianos, cortados en rodajas por la mitad y retirados de las semillas

- 4 huevos grandes

- 1/2 taza de queso ricotta

Direcciones:

1. Caliente el horno a 375 grados. Preparar los pimientos cortando cada uno en mitades iguales, eliminando lassemillas.

2. En un pequeño procesador de alimentos, mezcle los tres quesos, los huevos y el ajo en polvo, y el perejil.

3. Coloque la mezcla de huevo en cada pimienta, rellenando justo debajo del borde.

4. Coloca unas hojas tiernas de espinaca en la parte superior y revuelve con un tenedor, empujándolas debajo del huevo.

5. Cubra con papel de aluminio y hornee durante treinta y cinco 35 a cuarenta y cinco 45 minutos hasta que el huevo esté puesto.

6. Espolvorea con queso parmesano y hierve durante 3 5 minutos o hasta que las tapas comiencen a dorarse.

Rollos De Queso Y Pavo.

Ingredientes:

- 3 rodajas de pepino

- Un cuarto de taza de arándanos

- Puñado de almendras

- 3 rebanadas de carne de pavo

- 3 lonchas de queso a su elección

- ½ aguacate

Direcciones:

1. Usando el queso como pan, haga "rollos de pavo" enrollando la carne de pavo, unas rodajas de aguacate y las rodajas de pepino.

2. Disfrutar, y picar los arándanos y las almendras.

3. Contiene 13 carbohidratos netos.

Costillas De Res En Una Olla A Cocción Lenta.

Ingredientes:

- Cebolla blanca picada 1

- Ajo 3 dientes

- Caldo de hueso 1 taza

- Aminos De Coco 2 T

- Pasta de tomate 2 T

- Vino tinto 1,5 tazas

- Costillas cortas deshuesadas o con hueso 2 libras

- Sal kosher al gusto

- Pimienta molida fresca al gusto

- Aceite de oliva virgen extra 2 T

Direcciones:

1. En una sartén grande a fuego medio, agregue el aceite de oliva. Sazonar carne con sal y pimienta. Dorar ambos lados.
2. Agregue caldo y costillas doradas a la olla de cocción lenta.
3. Ponga los INGREDIENTES: restantes en la sartén.
4. Deje hervir y cocine hasta que las cebollas estén tiernas. A unos 5 minutos.
5. Vierta sobre las costillas.
6. Ajuste de 4 a 6 horas en alta o de 8 a 10 horas en baja.

Bombas de Grasa de Sésamo y Almendra

Ingredientes:

- ¼ taza de harina de almendra

- Extracto de estevia líquido, al gusto

- ½ taza de semillas de sésamo tostadas

- 1 taza de aceite de coco

- 1 taza de mantequilla de almendra suave

- ½ taza de cocoa en polvo sin endulzar

Direcciones:

1. Combine el aceite de coco y la mantequilla de almendra en una cacerola pequeña

2. Cocine a fuego lento hasta que se derritan, luego agregue la cocoa en polvo, la harina de almendra y la estevia líquida y revuelva

3. Retire del calor y deje enfriar hasta que la mezcla se endurezca ligeramente

4. Divida la mezcla en 16 piezas iguales y moldéelas en forma de bolas

5. Ruede las bolas por las semillas de sésamo tostadas y congélelas hasta que queden listas para comer

Pudín De Coco Con Chía

Ingredientes:

- 1 pizca de sal

- ½ taza de semillas de chía

- 2 ¼ taza de leche de coco enlatada

- 1 cucharadita de extracto de vainilla

Direcciones:

1. Combine la leche de coco, la vainilla y la sal en un recipiente
2. Revuelva bien y endulce con estevia al gusto
3. Agregue las semillas de chía, mezcle y congele toda la noche
4. Con una cuchara, sirva en platos hondos junto con nueces picadas o fruta

Pavo Con Crema de Queso al Estilo

Ingredientes:

- Queso Crema 7 oz.

- Sal y pimienta

- Alcaparras pequeñas 1/3 taza

- Salsa de Soja Tamari 1 cda.

- Mantequilla 2 cucharadas.

- Pechuga De Pavo 20 oz.

- Crèmefraiche o crema batida pesada   2 tazas

Direcciones:
1. Precaliente el horno a 170 grados centígrados.

2. Mientras tanto, derrita la mitad de la mantequilla a fuego medio y sazone el pavo de acuerdo a sus gustos.

3. Freírlo hasta que esté dorado.

4. Coloque el pavo en el horno para terminarlo adecuadamente.

5. El tiempo dependerá y tendrá que revisar el pavo una y otra vez.Una vez hecho esto, sáquelo en un plato y cúbralo con papel de aluminio.

6. Tomar los goteos del pavo en una cacerola y agregarle crema agria y queso crema.

7. Revuélvelo y déjalo hervir un poco. Baje la llama y deje que hierva a fuego lento hasta que se espese.

8. Sazone un poco con sal y pimienta.

9. Ahora derrita la mantequilla restante en otra sartén y saltee las alcaparras hasta que estén crujientes.

10. Sirva el pavo con las alcaparras y la salsa y tenga el mejor almuerzo de su vida.

Salmón Al Horno Con Pesto

Ingredientes:

- Mayonesa 1 taza

- Yogur Griego 1/2 taza

- Salmón 30 oz.

- Pesto verde 2 onzas.

- Sal y pimienta

Direcciones:

1. Engrasar el plato para hornear y colocar el salmón, boca abajo.
2. Extienda el pesto y sazone con sal y pimienta.
3. Hornee en horno a 200 grados centígrados y durante unos 30 minutos.

4. El salmón debe escamarse fácilmente con un tenedor.

5. Mezcle el pesto verde, la mayonesa y el yogur griego para crear una salsa y sírvalo con el salmón al horno.

Pila De Desayuno Cetogénica

Ingredientes:

- 4 rebanadas de tocino use tocino compatible con AIP si se queda AIP

- 110 g 1/4 lb de carne de cerdo molida

- 1/4 lb 110 g carne picada de pollo

- 2 cucharaditas 2 g de condimento italiano

- 1 huevo, batido omitir para AIP

- 1 cucharadita 5 g de sal

- 1/4 de cucharadita de pimienta negra omitir para AIP

- 2 champiñones planos grandes como Portobello

- 1 aguacate en rodajas

Direcciones:

1. Cocina el tocino hasta que esté crujiente. Deja la grasa en la sartén.

2. Mezcle la carne de cerdo molida, el pollo, el condimento italiano, el huevo, la sal y la pimienta en un tazón y forme 4 empanadas finas.

3. Fríe las hamburguesas en la grasa de tocino. Luego, sofríe los champiñones.

4. Arme su pila de desayuno cetogénico con los champiñones en la parte inferior, luego 2 hamburguesas finas, luego 3 rebanadas de aguacate y cúbralas con las rebanadas de tocino.

5. Sirve con el resto de las rodajas de aguacate.

Ensalada De Pollo Y Coliflor "Cuscús"

Ingredientes:

- 1 cucharada de jugo de limón

- 2 cucharadas de aceite de olive

- 4 cebollas verdes, finamente picadas

- 2 cucharaditas de ajo en polvo

- 2 cucharaditas de comino en polvo

- 1 libra de pechuga de pollo, cortada en cubitos pequeños y frita en aceite de oliva y sal

- 1 coliflor pequeña, cortada en floretes y comida procesada en trozos pequeños

- 1 pepino, cortado en cubitos pequeños

- 1 pimiento rojo, cortado en cubitos pequeños

- Sal y pimienta al gusto

Direcciones:

1. Mezcle todos los INGREDIENTES:

Wraps De Atún, Aguacate Y Jamón

Ingredientes:

- 1/2 taza de vino blanco seco

- 1/2 taza de agua

- 1/2 cucharadita de granos de pimienta mezclados

- 1/2 cucharadita de mostaza seca en polvo

- 1 cucharada de jugo de limón fresco

- 6 hojas de lechuga

- 200 gramos de filete de atún

- 6 lonchas de jamón

- ½ aguacate, pelado, sin hueso y en rodajas

- Sal y pimienta al gusto

Direcciones:

1. En una sartén añade el vino, el agua, los granos de pimienta y la mostaza en polvo y lleva a hervir.
2. Añade el atún y cocina a fuego lento unos 4 minutos por cada lado.
3. Desecha el líquido de cocción y corta el atún en trozos del tamaño de un bocado. Luego, divide los trozos de atún entre las lonchas de jamón.
4. Añade el aguacate y rocía con limón fresco.
5. Enrolla los envoltorios y coloca cada uno en una hoja de lechuga.
6. Sirve en los platos bien frío.
7. ¡Buen provecho!

Datos nutricionales: Calorías 308; Grasas 19,9 g; Carbohidratos 4,2 g; Proteínas 27,9 g.

Galletas Saladas De Queso

Ingredientes:

- 1 taza de aceite de coco

- 1 taza de crema de queso

- 2 cucharaditas de levadura en polvo

- 1 cucharadita de bicarbonato de sodio

- 2 tazas de harina de almendra

- 3 huevos

- 1 taza de queso cheddar rallado

- Una pizca de sal

Direcciones:

1. Precalienta el horno a 160 grados. Mientras, cubre una bandeja para horno con papel de aluminio.

2. Coloca la harina y el queso en un procesador de alimentos y pulsa hasta obtener una consistencia granulada. Luego, añade la levadura en polvo y el bicarbonato.

3. Calienta la crema de queso y el aceite de coco en una sartén pequeña hasta que se derritan. Luego remueve hasta obtener una crema homogénea.

4. Bate los huevos y añade la sal.

5. Incorpora la mezcla de harina a la mezcla de huevo y remueve hasta formar una masa.

6. Utiliza una cucharada para dejar caer la masa en la bandeja de hornear creando unas pequeñas redondas.

7. Deja hornear durante 25 minutos, luego saca los biscochos y córtalos cuando estén fríos.

8. ¡Buen provecho!

Pollo Asado Con Sabor A Cítricos

Ingredientes:

- ¼ de taza de aceite de oliva extra virgen

- 1 cucharada de stevia liquida

- 1 cucharadita de romero seco

- ½ cucharadita de sal

- 1 pollo entero de 1.5 kg

- 2 cucharadas de ralladura de limón

Direcciones:

1. En un tazón, bate el jugo de limón con el aceite, la ralladura de limón, la stevia y el romero.

2. Afloja la piel del pollo de la carne y frota esta mezcla debajo de la piel.

3. Coloca el pollo en una bolsa de plástico y póngalo en la nevera durante unos 30 minutos.

4. Precalienta el horno a 180º y forra un sartén mediano con papel para hornear.

5. Una vez que el pollo esté fuera del refrigerador masajea la mezcla restante en el tazón y cocina bien el pollo en el horno durante 1 hora y 30 minutos.

Calamares Rellenos Con Romero Y Aceitunas

Ingredientes:

- 2 dientes de ajo machacados

- 1 cucharadita de romero seco

- ½ cucharadita de tomillo seco

- 1 cucharadita de stevia granulada

- 3 cucharadas de aceite de oliva extra virgen

- 400 g de calamares limpios con tentáculos

- 40 g de pasta de tomate

- 140 g de aceitunas sin hueso cortadas en rodajas

- 8 tomates cherry

- 30 g de queso parmesano rallad

- 30 g de harina de almendras

Direcciones:

1. Engrasa un sartén antiadherente con aceite de oliva extra virgen y caliéntalo a fuego medio/ alto.
2. Agrega el puré de tomate, tomates cherry, ajo, romero, tomillo y stevia. Cocina por 2 o 3 minutos, revolviendo con frecuencia.
3. Retira la salsa del fuego y ponla en un tazón.
4. Agrega aceitunas, parmesano y harina de almendras.
5. Sazonar con sal y vierte la mezcla obtenida en los calamares.
6. Asegura cada calamar con uno o más palillos de dientes y cocínalos en un sartén con lo que quede de la salsa previamente cocinada en un sartén.

7. Reduce el fuego a medio y cocina por 15 minutos, girando cuidadosamente solo una vez.